Société d'Encouragement pour l'Industrie Nationale

FONDÉE EN 1802,

Reconnue comme Etablissement d'utilité publique,

Par Ordonnance Royale du 21 Avril 1824,

Rue du Bac, N° 42, à Paris.

CONCOURS

POUR

LA DÉSINFECTION

DES MATIÈRES FÉCALES ET DES URINES

DANS LES FOSSES MÊMES.

EXTRAIT DU RAPPORT FAIT PAR M. A. CHEVALIER,

Membre de l'Académie nationale de Médecine, du Conseil de Salubrité, etc., au nom du Comité des Arts chimiques.

LYON.

IMPRIMERIE ET LITHOGRAPHIE NIGON,

Rue Chalamont, 5.

1848.

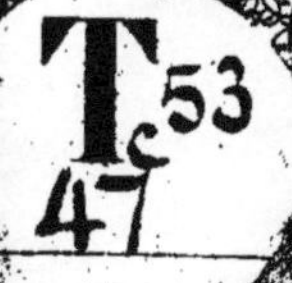

Société d'Encouragement pour l'Industrie Nationale

FONDÉE EN 1802,

Reconnue comme Etablissement d'utilité publique,

Par Ordonnance Royale du 21 Avril 1824,

Rue du Bac, N.° 42, à Paris.

CONCOURS

POUR

LA DÉSINFECTION

DES MATIÈRES FÉCALES ET DES URINES

DANS LES FOSSES MÊMES.

EXTRAIT DU RAPPORT FAIT PAR M. A. CHEVALIER,

Membre de l'Académie nationale de Médecine, du Conseil de Salubrité, etc., au nom du Comité des Arts chimiques.

LYON.

IMPRIMERIE ET LITHOGRAPHIE NIGON,

Rue Chalamont, 5.

1848.

EXTRAIT DU RAPPORT

SUR LE

CONCOURS POUR LA DÉSINFECTION

DES MATIÈRES FÉCALES ET DES URINES

DANS LES FOSSES MÊMES.

La Société d'encouragement, pénétrée de la haute importance qui s'attache à l'assainissement des procédés des arts insalubres, a accueilli avec un juste intérêt toutes les communications qui avaient pour objet des travaux ou des essais entrepris dans cette direction.

Les recherches des membres de son conseil d'administration, des essais faits par des hommes intelligents ont éveillé sa sollicitude, et, pour seconder les vues de tous ceux qui s'occupent de l'hygiène publique, elle a voulu, par ses programmes de prix, ses médailles, appeler l'attention sur l'introduction possible, dans les industries qui lui en paraissaient susceptibles, de tous les moyens d'assainissement qui, en donnant, à des produits infects et peu employés jusqu'ici, une nouvelle valeur ou une valeur qu'ils n'avaient pas, permettraient à ces industries de s'exercer sur des matières, cause permanente d'insalubrité et de prescriptions sévères de l'Autorité, enfin d'étendre ainsi le cercle de leur exploitation.

Les améliorations à introduire dans les fosses d'aisances, leur mode de vidange, l'état des voiries de la ville de Paris ont, à juste titre, été l'objet de l'attention de l'Autorité.

En 1835, MM. les préfets de police et de la Seine, voulant, dit M. *Parent-Duchatelet* dans un rapport fait au nom d'une commission composée de MM. *Labarraque*, *Chevallier* et *Parent-Duchatelet*, hâter le moment où il leur serait possible d'exécuter tout ce qui regarde la suppression de la voirie de Montfaucon, et, de cette manière, mettre fin aux réclamations sans cesse renaissantes d'une nombreuse population, réunirent, à cet effet, sous leur présidence, une commission dans laquelle ils firent entrer, indépendamment d'un certain nombre de membres du conseil municipal et du conseil de salubrité, quelques personnes qui, par leurs travaux et la nature de leurs fonctions, étaient à même de donner, sur un sujet d'une aussi haute importance, des avis salutaires.

Dans une première réunion, qui eut lieu le 16 avril 1835, on se livra à des considérations générales, et, après une longue discussion, chacun resta convaincu que l'embarras actuel de l'administration provenait du mélange des matières solides avec des matières liquides; qu'il fallait, avant tout, en faire le départ, non-seulement dans Paris, mais dans les fosses d'aisances mêmes, et que, sans cette séparation préalable, toute amélioration devenait en quelque sorte impraticable.

Dans l'impossibilité de traiter en réunion nombreuse une question de cette nature, l'examen en fut renvoyé aux trois membres du conseil de salubrité qui faisaient partie de la commission.

Le rapport fait par ces membres a été publié d'une manière officielle; les conclusions en ont été approuvées, et le résultat du travail de cette sous-commission est résumé dans les conclusions que nous donnons ici.

Résumé général et conclusion.

« La vidange des fosses d'aisances dans la ville de Paris est devenue une charge très grave pour les propriétaires, et cette charge tend toujours à s'accroître : cela tient aux modifications apportées dans la construction de ces fosses, à l'emploi plus abondant des eaux, nécessité par la forme actuelle des siéges, et surtout à l'emploi des bains à domicile.

» Montfaucon ne peut plus subsister, et Bondy offre des inconvénients tellement graves, qu'il faudra nécessairement l'abandonner un jour. Le projet d'établir un chemin de fer pour y conduire les vidanges de tout Paris ne saurait être adopté, et tout démontre la nécessité d'avoir recours à des moyens autres que ceux qui jusqu'ici ont été mis en usage.

» Il est évident que la première des conditions pour obtenir un résultat à la fois économique et salubre est de séparer, sur les lieux mêmes de la production, les matières solides d'avec les matières liquides, d'enlever celles qui ont une valeur intrinsèque et de rejeter celles qui ne sont qu'embarrassantes.

Depuis plus d'un demi-siècle, quelques hommes animés de l'amour du bien public et plusieurs spéculateurs ont dirigé leurs recherches sur la manière d'obtenir cette séparation ; nous devons mettre à leur tête *Giraud* et *Gourlier*, MM. *Cazeneuve*, *Sanson*, *Derosne*, *Chaumet*; les auteurs de l'article qui se trouve dans le *Mémorial de l'officier du génie ;* enfin MM. *Payen* et *Dalmont*, architecte.

» Le système de *Gourlier* est séduisant ; s'il n'a pas encore été soumis à toutes les expériences qu'il nécessite, on peut assurer d'avance qu'il doit réussir et qu'on en tirera un parti très avantageux.

» Les avantages du projet de *Gourlier* se retrouvent à un plus haut degré dans celui qui a été adopté pour les urines par le corps du génie militaire.

» Le système des fosses mobiles a pour lui la sanction du temps ; il peut s'appliquer partout, il facilite l'enlèvement des matières, et permet de le faire sans odeur et sans malpropreté ; il préserve les ouvriers des dangers de l'asphyxie ; il empêche la dégradation de nos édifices et contribue à augmenter la masse disponible des engrais.

» On ne peut, sans les conséquences les plus graves, envoyer ces liquides dans des puisards, et les mettre en communication avec la nappe supérieure du sol dans laquelle aboutissent nos puits ; la prudence exige qu'on ne les dirige pas dans la seconde nappe, qui, sur bien des points de Paris, fournit de très bonne eau ; s'il est possible de les conduire, sans de grands inconvénients, dans les courants tout à fait inférieurs, l'avis de beaucoup de personnes expérimentées est qu'on ne doit pas le faire *sous Paris* pour des quantités d'eaux trop considérables, et qu'il faut réserver cette ressource pour des localités mal disposées et qui se rencontrent rarement.

» Tout prouve que l'on peut, sans inconvénient, envoyer à la Seine les liquides provenant des fosses d'aisances; un travail fait autrefois, par *Hallé* et *Fourcroy*, sur les boues de Paris, ajoute un grand poids à cette opinion. Les jaugeages anciens et et récents, ainsi que l'observation journalière des faits, démontrent que la quantité d'eau sale envoyée à la Seine, et comparée à l'eau de cette rivière, sera si minime, qu'elle restera toujours inaperçue, et ne pourra nuire, en aucune manière, à la salubrité.

» Pour conduire ces eaux à la Seine, la première idée qui se présente, c'est de les jeter dans un des trois grands égouts qui entourent Paris du côté du nord.

» Une foule de faits et d'observations prouvent que cet envoi, dans les égouts, des matières liquides provenant des vidanges n'infectera pas ces égouts, et ne fera pas courir de danger à ceux qui les parcourront; que cette infection est d'autant moins à craindre avec les appareils de *Giraud*, avec ceux des fosses mobiles, avec l'appareil qui a été adopté par le génie militaire, que, par ces différentes méthodes, la séparation se faisant lentement et successivement, les liquides n'emportent avec eux que très peu de matières solides.

» Tout semble démontrer qu'en mélangeant dans une suffisante quantité d'eau les liquides provenant des fosses d'aisances, on pourrait, sans inconvénient, les jeter sur la voie publique, et s'en débarrasser de cette manière; mais la prudence exige que, avant de rien innover à cet égard, ce projet soit soumis à des expériences minutieuses et multipliées; ces expériences sont d'autant plus importantes qu'elles peuvent avoir pour résultat d'augmenter les revenus de la ville, en lui faisant vendre une quantité considérable des eaux qu'elle possède et dont elle peut disposer (1).

» Si la préparation de la poudrette a, jusqu'ici, été considérée comme une des industries les plus infectes et les plus incommodes, on peut dire qu'elle est aujourd'hui une des moins désagréables. Nous devons ces améliorations aux moyens d'assai-

---

(1) Ce mode de faire n'est plus à la hauteur des connaissances actuelles; les urines, comme les matières solides, doivent être employées. Nous citerons ici quelques observations, dues à M. Durclé, et qui peuvent démontrer toute l'utilité qu'on peut tirer de l'engrais humain.

Vous parlez bien à votre aise, d'ailleurs, de l'intelligence des capitaux et des engrais! vous en parlez comme d'une question tranchée, comme d'une solution donnée. A cette époque, en fait d'agriculture proprement dite, en fait de subsistances, en fait d'économie véritablement sociale, en France, que sait-on? rien! Bien labourer, bien fumer, bien assoler, là est toute l'agriculture. A cette époque, on ne laboure pas, car on laboure à 0m 10 de profondeur, quand on doit labourer à 0m 30; on ne fume pas, car l'engrais humain, si précieusement recueilli par 340 millions de Chinois, est perdu chez nous; on n'assole pas, car la théorie de l'assolement est encore confuse, vague et indéfinie, et tient au décret d'une loi sur l'engrais humain. Un jour viendra, sans doute, où les trois éléments de toute bonne agriculture seront connus. Voyez les Etats-Unis, avec la république: les hommes font des pas de géants; qui sait si le jour du développement et de la richesse agricoles est

nissement récemment découverts, ou qui, plus anciennement connus, n'ont été mis en usage que depuis peu de temps pour des opérations montées sur une grande échelle.

» Pour favoriser l'emploi de ces moyens et arriver par eux à des résultats d'une haute importance, il ne suffit pas à l'administration d'être animée des plus louables intentions, elle doit encore, par ses démarches, obtenir de l'autorité supérieur une modification dans la classification des établissements où se préparent les matières fécales, et surtout employer les moyens qui sont à sa disposition pour faire revenir le public des préventions qu'il a contre ces sortes d'établissements. Elle rencontrera d'abord de très grands obstacles, mais elle peut être assurée du succès, si elle y met du temps et de la persévérance.

éloigné? Je vous dis, moi, que les fermes nationales en bénéficieront les premières au profit de la république.

Quatrième objection. Vous n'avez point d'engrais, je suis d'accord avec vous: toutes les terres médiocres sont infertiles sans engrais, mais toutes deviennent fertiles avec des engrais. Je n'ai point d'engrais aujourd'hui, j'en aurai demain, *que la république décrète que la perte de tout engrais humain, par le fait ou la négligence d'un citoyen, sera punie des peines les plus sévères. L'engrais humain, c'est la condition de vie ou de mort du règne végétal, par suite, la condition de vie ou de mort du règne animal; c'est enfin le secret de la richesse et de la sécurité publiques.*

L'engrais humain n'a point son égal; les engrais animaux ne fertilisent que dans des conditions données; souvent ils brûlent les récoltes. L'engrais des animaux a sa place; mais, par une loi admirablement providentielle, l'engrais humain n'en a pas, sa place est partout.

F. DURCLÉ,

propriétaire agriculteur à Verberie (Oise), ancien élève de l'école agronomique de Grignon.

Extrait du journal *la Presse*, du 27 mars 1848.

« Les changements proposés dans ce rapport sont d'une telle importance ; ils ont des conséquences si utiles et si étendues, qu'ils suffiraient pour illustrer et recommander à la reconnaissance des générations futures le nom des administrateurs qui parviendraient à les obtenir ; cette gloire est réservée aux deux préfets actuels du département de la Seine et au conseil municipal de Paris ; il *leur suffira de vouloir*, pour faire disparaître des difficultés devant lesquelles nous avons vu échouer tous les efforts de leurs prédécesseurs. »

Il appartenait à la Société d'encouragement de ne pas rester étrangère à la solution de questions d'une si haute importance , d'un intérêt si puissant pour la salubrité, l'agriculture et l'industrie ; aussi, dès l'année 1837 , elle proposa un prix de la valeur de 3,000 fr. pour un procédé exécuté en grand, au moyen duquel les urines seraient séparées des matières solides, dans les fosses d'aisances, désinfectées complètement et avec économie, de manière à pouvoir être, sans inconvénient, versées sur la voie publique ou dans les égouts.

Quoique le programme eût posé, d'une manière bien nette , les conditions du problème à résoudre, aucun des concurrents qui se présentèrent en 1839 ne les avait bien comprises.

Un seul mémoire avait été adressé pour le concours de 1842; des circonstances indépendantes de la volonté des concurrents les avaient forcés de suspendre leur exploitation : le comité des arts chimiques s'est alors trouvé dans l'impossibilité de vérifier les résultats.

La question pouvant être envisagée sous deux points de vue différents qui offraient chacun leur degré d'utilité, la Société publia le programme de deux nouveaux sujets de prix : *l'un pour la désinfection des solides et des liquides dans les fosses du système de construction actuel*, l'autre *pour la séparation complète, en les désinfectant, des solides et des liquides dans des fosses disposées à cet effet.*

Quatorze concurrents prirent part à ce concours.

Quoique aucun des concurrents n'ait satisfait complètement aux conditions du programme, disait M. *Gaultier de Claubry* dans un rapport fait au nom du comité des arts chimiques, *la Société doit se féliciter d'avoir mis au concours d'aussi importantes questions de salubrité. L'élan imprimé ne s'arrêtera pas, et nous avons la conviction que le temps n'est pas éloigné où l'on verra disparaître le repoussant système de vidange encore si généralement employé, et que les perfectionnements apportés aux procédés qui vous ont été soumis conduiront à la solution d'un problème si intéressant sous le rapport de la salubrité comme sous celui de l'agriculture.*

Sur la proposition du comité, ces sujets de prix furent remis au concours pour l'année 1845, tout en conservant leur priorité d'inscription aux concurrents qui s'étaient déjà présentés.

Pour bien apprécier les travaux des concurrents, votre comité a dû leur donner le temps de réunir tous les documents qui pouvaient faire ressortir le mérite et l'opportunité de leurs travaux ; il a dû faire examiner, par des commissaires pris dans son sein, les applications qui confirmeraient l'efficacité des procédés mis en pratique.

Votre comité a consulté, avec avantage, le recueil des travaux entrepris depuis longtemps sur les fosses d'aisances, sur la désinfection et l'emploi des matières fécales, recueil qui est dû à M. *E. Vincent*, l'un de vos employés. Ce travail nous a permis d'établir, d'une manière certaine, les droits que les concurrents peuvent avoir à la priorité des procédés et appareils qu'ils ont décrits ou présentés.

Dans l'appréciation des travaux qui recommandent les concurrents à l'attention de la Société, le comité a eu surtout pour but de signaler leur application, sachant bien que cette grave question de salubrité a été, depuis plusieurs siècles, l'objet de la sollicitude des gouvernements, et qu'elle a donné lieu à l'invention d'appareils et de procédés consignés dans des mémoires et des ouvrages trop peu connus jusqu'ici de ceux qui se sont livrés à des travaux utiles dans l'intention d'atteindre un but si désirable.

Aussi votre comité n'a fait entrer particulièrement ce mode d'appréciation que dans l'examen de procédés dont une application suivie n'a pas révélé l'efficacité; il a voulu, dans l'esprit de justice qui l'anime, rendre à qui de droit l'honneur de découvertes qui se perdent faute d'application, et donner, à ceux qui marchent sur leurs traces, connaissance des travaux de leurs devanciers, pour confirmer ou rectifier ce qu'ils ont imaginé.

Aux quatorze concurrents du concours de 1844

sont venus se joindre treize nouveaux concurrents ; nous allons indiquer, dans l'exposé suivant, ce que chacun d'eux a fait pour la solution des problèmes.

Avant de procéder à cette analyse et pour donner un aperçu de l'importance des sujets de prix proposés par la Société, nous extrairons de l'ouvrage de M. *Girardin* le passage suivant qui démontre l'utilité du problème.

« Il est fort regrettable qu'on n'imite pas partout » les bonnes pratiques des pays qui savent utiliser » les prodigieux effets de l'engrais humain. A peine » applique-t-on à l'agriculture, en France, l'en- » grais d'un cinquième de la population ; eh bien, » tout ce qu'on perd pourrait pourtant faire pro- » duire au sol le quart des grains et denrées néces- » saires à la nourriture de la population entière.

» Si l'on admet, avec MM. *Liebig* et *Boussingault*, » que les excréments liquides et solides d'un » homme ne s'élèvent, par jour, qu'à 750 gram- » mes, savoir 625 grammes d'urines et 125 gram- » mes de matières fécales, et qu'ils renferment en- » semble 3 pour 100 d'azote, cela donne, pour un » an, 273 kilogrammes 750 grammes d'excréments » contenant 8 kilogrammes 205 grammes d'azote, » quantité qui suffirait pour 400 kilogrammes de » graine de froment, de seigle, d'avoine ou d'orge, » et qui, ajoutée à l'azote puisé dans l'atmosphère, » est plus que suffisante pour faire produire an- » nuellement à 50 ares la récolte la plus riche. »

La question des urines ne présente pas moins d'intérêt, si l'on réfléchit que chaque homme produit 625 grammes d'urine par jour, soit 228 kilogrammes 125 grammes par an, c'est-à-dire de quoi fumer plus d'un are de terrain.

Ainsi, si nous prenions la ville de Paris pour exemple, nous verrions que son million d'habitants produit, chaque année,

En matières solides . .	45,625,000 kilog.	273,750,000 kilog.
En liquides	228,125,000 kilog.	

et que, si nous étendions ce calcul à toute la France, nous aurions, pour une population de 35,000,000 d'habitants, une masse

En matières solides. .	1,596,850,000 kilog.	9,581,225,000 kilog.
En liquides	7,984,375,000 kilog.	

quantités suffisantes pour fumer environ 17,500,000 hectares de terrain (1).

Parmi les faits les plus curieux que fournisse la statistique, il faut noter celui qui démontre l'avantage qu'il y aurait encore à employer, pour la fertilisation des terres incultes, les débris de toute nature, animaux ou végétaux, dont une grande partie se perd aujourd'hui. Il résulte, des calculs récents de MM. *Haywood et Lee*, que la ville de Sheffield, qui a 110,000 habitants, produit, en débris et en détritus de toutes sortes, environ 2,177 tonnes qui renferment 1,193,500 livres de potasse et de soude, 818,400 de chaux et de magnésie, 1,173,700 d'acide phosphorique et 1,683,800 d'azote. Tous ces débris équivalent à 3,140 tonnes

(1) La France contient en terres imposables ou non 52,760,298 hectares 52 ares 72 centiares; ce qui fait 26,710 lieues carrées; on voit que les matières fécales et urines pourraient servir à la fertilisation du tiers du sol.

de *guano* péruvien, ou à 30,000 livres sterling (750,000 francs). L'acide phosphorique seul vaudrait 250,000 fr. Ces débris pourraient servir d'engrais à 100,000 acres de terre.

Le journal anglais auquel nous empruntons ces détails intéressants ajoute : « Tout cela est sans « doute très curieux, et nous sommes loin de » contester l'exactitude de ces calculs; mais la » seule question importante à résoudre est de » savoir comment il serait possible de rassembler » tous ces débris dans un espace donné, sans » nuire considérablement à la santé des habitants » qui les fournissent. Si les mesures adoptées jus» qu'ici continuent à être mises en usage, nous » pensons que les habitants de Sheffield agiront » très sagement en dédaignant des avantages qui » pourraient leur coûter fort cher. »

Nous allons maintenant faire connaître quels sont les travaux des concurrents.

. . . .

. . . .

. . . .

Au dernier concours se trouvait inscrit, sous le n° 13, le nom de M. *Frédéric* (de Lyon), qui avait présenté un modèle d'appareil propre au curage des fosses. Cet appareil est une espèce de *noria*, et il avait été employé à Lyon. A cette époque (1844), le comité, de concert avec son auteur ou son chargé de pouvoir, devait assister à une expérience avec une machine construite à Paris; le décès de M. *Frédéric* avait suspendu cette expérience.

M. *Louis Cherrier*, concessionnaire et acquéreur du brevet de M. *Frédéric*, se mit en mesure de faire, en présence de vos commissaires, des expériences pour démontrer l'efficacité de cet appareil.

C'est alors qu'il conçut le projet d'une Société pour son exploitation

C'est en 1844 que MM. *Cherrier*, *Baronnet* et *Peyredieu* formèrent une Société ayant pour objet l'application et l'exploitation de procédés pour la fabrication de toute espèce d'engrais naturels et factices et de produits chimiques (noir animalisé, poudrette, alcali, sel ammoniac et autres produits servant à la fabrication des engrais).

Cette Société fut reconstituée, en 1846, sous la raison sociale *Baronnet et Comp*[e], puis, la même année, transformée en Société par actions, en vue de la constitution d'une compagnie anonyme; mais les fondateurs ont, jusqu'à présent, renoncé au concours des actionnaires.

M. *de Lancosme-Brèves*, membre du conseil général du département de l'Indre, est président du conseil de surveillance.

Par suite, M. *Baronnet* a dû résilier ses fonctions administratives en conservant dans le conseil une place où son expérience et ses connaissances sont appréciées et utilisées.

La Société générale des engrais, ainsi que le porte un acte que nous avons eu sous les yeux, pour donner à son industrie toute l'extension désirable, a déjà organisé, dans vingt-cinq villes de

France, des établissements dont vingt-deux sont en pleine activité (1).

Les systèmes pratiques d'extraction, de désinfection des matières et de fabrication des engrais

---

(1) La compagnie générale des engrais a créé, à Lyon, un établissement important, qui opère la vidange de la presque totalité des fosses d'aisances de cette grande ville.

Le conseil municipal a pensé que, quel que fût le nombre d'agents qu'emploierait l'administration, il serait impossible de surveiller, d'une manière régulière, le service des exploitants, tandis que la population entière lui viendrait en aide si la vidange s'opérait dans le jour. — L'avis affiché dans la ville prescrit la vidange en plein jour, et une autorisation spéciale devient indispensable pour travailler pendant la nuit.

La vidange s'opère donc en plein jour et dans les conditions les plus diverses.

Le préfet du Rhône, *M. Chaper*, ancien élève de l'école polytechnique, a dit à *M. Gaultier de Claubry*, l'un de vos membres, qui s'est rendu à Lyon pour visiter cet établissement, que, pour s'assurer de l'innocuité des moyens, il suit dans les rues, chaque fois que le temps le lui permet, les voitures de la compagnie, et que jamais il n'a trouvé rien à dire. Des procès-verbaux ont quelquefois été dressés pour divers motifs, comme stationnement sur la voie publique, etc. : jamais pour contravention aux conditions de la vidange sans odeur.

L'administration municipale de Lyon n'a pas voulu établir ce privilége en faveur d'une compagnie ou d'un système, mais la compagnie générale a seule satisfait aux conditions de son arrêté.

« J'ai, dit *M. Gaultier de Claubry*, assisté à quatorze ou quinze vidanges faites en plein jour, dans tous les quartiers de Lyon. Cette opération a satisfait à tout ce que l'on peut exiger sous le rapport de la salubrité ; je citerai deux exemples seulement : dans la rue de la Barre, près Bellecour, une distance de 21 mètres 70 se trouvait entre le point de puisement et celui où stationnaient les voitures; la vidange s'est opérée sans que l'on ressentit le moindre inconvénient.

Dans un des quartiers les plus resserrés de Lyon, la bonde d'une fosse s'ouvrait dans l'intérieur d'une boutique ; la vidange s'opérait en même temps que les chalands venaient acquérir les objets qui leur étaient nécessaires.

La compagnie a de grandes voitures, de 16 hectolitres de capacité, pour recueillir les liquides ; mais l'étroitesse d'une grande partie des rues, les pentes excessives de beaucoup d'autres rendant le service ex-

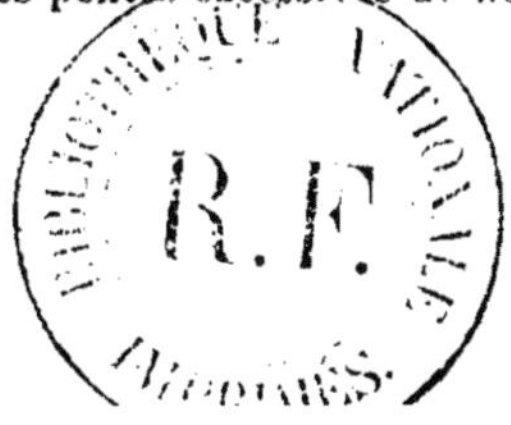

suivis dans ces établissements sont l'œuvre et la propriété de la maison; ils sont le résultat d'une expérience de plusieurs années, de longs et coûteux essais.

---

cessivement difficile, quelquefois même à peu près impossible, la compagnie a aussi adopté des tonnes de 1 hectolitre de capacité, que l'on charge sur une voiture en renfermant dix, et que l'on transporte à un entrepôt, à la Guillotière. Là, une voiture plus grande en prend vingt et les conduit à Villeurbanne (Isère), où se trouve la fabrique d'engrais. Les liquides sont extraits des fosses au moyen de pompes à soufflets hydrauliques, après que l'on y a mélangé un liquide renfermant du sulfate de peroxyde de fer.

Les solides sont extraits à la hotte en y mêlant une poudre désinfectante composée de terre alumineuse préalablement mélangée de charbon très divisé et de sulfate de fer. Les hottes portent un couvercle qui se ferme de lui-même au moyen d'un ressort; un ouvrier placé sur la voiture lave, avec une éponge, les bords de l'entonnoir et de la hotte, si quelques matières solides s'y attachent.

Arrivées dans l'établissement de Villeurbanne, les voitures déversent dans de grands bassins les produits qu'elles ont amenés; des ouvriers les mêlent avec de la poudre charbonneuse, en *touillant* la masse avec des rabots en bois; cette masse, abandonnée à elle-même par la pente des bassins dont le sol est incliné, se divise en un produit solide qui reste sur ce plan, et en un liquide désinfecté qui s'écoule dans des bassins spéciaux, d'où il est extrait par des pompes et transporté dans des voitures appartenant à des agriculteurs, qui en enlèvent, chaque jour, des quantités considérables.

Ces liquides désinfectés provenant de l'établissement, et ceux que l'on extrait directement des fosses de la ville, sont, comme nous l'avons déjà dit, journellement enlevés par des voitures qui se succèdent; ce service est régularisé par des numéros d'ordre.

Ces voitures, qui se rendent ainsi à Lyon, favorisent singulièrement le service général des vidanges.

Les produits solides, convenablement raffermis, sont portés sous des hangards, où s'achève leur dessication; ils sont passés à la claie, afin de les amener à un état pulvérulent homogène.

Un chimiste attaché à la compagnie générale, à Paris, analyse les produits de chaque opération, qui sont vendus *à titre connu* et sont recherchés par tous les agriculteurs. A ce même chimiste sont adressés des échantillons des produits obtenus dans les diverses villes, au nombre de vingt-cinq, dans lesquelles la compagnie exploite les mêmes procédés.

La compagnie, en effet, comprenant le parti qu'elle devait tirer des découvertes des savants pour l'agriculture ou l'hygiène des villes, s'est créé un laboratoire de chimie où, tout en tra-

---

Dans plusieurs de ces villes, à Amiens, à Troyes et Metz, par exemple, on réunit l'abattage des chevaux au travail des matières de fosses d'aisances. Lyon adoptera les mêmes errements sous très peu de temps.

Un règlement pour le service intérieur de l'établissement de Villeurbanne oblige (art. 15) les ouvriers, sous peine d'une amende de 1 fr. 50, à satisfaire à leurs besoins dans un endroit déterminé, où les produits sont utilisés.

On a curé, à Lyon, une fosse de 140 mètres cubes; le curage de cette fosse aurait coûté, à Paris, au prix de 9 francs le mètre, 1,200 francs. Beaucoup de ces fosses ont 80 mètres. Dans une des rues très populeuses, on a trouvé, en face l'une de l'autre, deux maisons dont les fosses, d'une énorme dimension, communiquaient avec une troisième, sise sous la rue.

Maintenant encore, beaucoup de fosses perdent leurs liquides; aussi la plus grande partie des eaux des puits et des pompes sont-elles altérées; depuis peu de temps, on exige que, lors d'un curage ou d'une réparation, toute fosse soit *étanche*.

La vidange, par les procédés ordinaires, occasionnait de grandes pertes au commerce de Lyon; des quantités considérables d'étoffes étaient altérées; il fallait, dans tous les cas, déménager les magasins: tous ces inconvénients ont disparu.

Le matériel de la compagnie de Lyon se compose de vingt tonnes de 16 hectolitres; elles sont établies sur ressorts et portent quatre roues; elles sont conduites par deux chevaux.

Huit haquets suspendus, à un cheval, portent dix tonnes de 1 hectolitre, 1 mètre cube.

Trois haquets, à deux chevaux, portent vingt tonnes pour le service entre Villeurbanne et la Guillotière.

Trente voitures pour les appareils, pompes, tuyaux désinfectants.

Mille tonnes de 1 hectolitre pour le service des matières solides.

Cent cinquante hottes en bois, avec le couvercle mobile, pour le service des grandes tonnes.

L'écurie renferme soixante chevaux; une semblable en recevra bientôt un aussi grand nombre.

A partir du 5 juillet 1847, on a commencé le service régulier de Lyon; la compagnie a extrait 12,171 hectolitres cubes de matières solides ou liquides, qui ont été transformées en engrais.

vaillant journellement les questions qui intéressent son industrie, un chimiste suit attentivement les découvertes successives de la science, analyse les engrais des établissements de la province pour en constater la richesse, etc., etc. Aussi la Société croit-elle être parvenue à former dans tous ses établissements, par l'ensemble de ses moyens

---

L'usine de Villeurbanne contient environ 2,000 mètres cubes d'engrais humides, 500 mètres de matières sèches: elle en a vendu pour 25,000 francs.

La dépense de dessiccation s'élèvera, suivant les prévisions, terme moyen, à 40.000 francs.

Un fait à signaler, c'est l'emploi fait par la compagnie des eaux grasses des fabriques de sulfate de fer pour la désinfection.

Un autre d'une grande importance, c'est d'avoir amené les cultivateurs à adopter l'usage de liquides et de solides entièrement désinfectés.

L'enlèvement, le transport, le déversement et la fabrication des produits ont lieu dans des conditions si avantageuses, que le préfet du Rhône disait, en visitant l'établissement, que la meilleure preuve en faveur des moyens employés, *c'est que les yeux étaient nécessaires pour faire connaître la nature de l'industrie que l'on y exerce.*

Dans le moment où les voitures versent leur contenu dans les bassins, il se produit une légère odeur qui disparait aussitôt; cette odeur n'est pas sensible à plus de 3 mètres: sous le hangar même, on complète la désinfection par le travail décrit plus haut.

Je dois aussi signaler ce fait que les portes et fenêtres de tous les bâtiments sont peintes en gris clair, et que ces peintures n'ont pas changé depuis que l'exploitation a commencé.

J'ai vu, à l'improviste et sans être accompagné d'aucune personne de la compagnie, la vidange sur beaucoup de points de Lyon; partout j'ai observé les mêmes avantages.

La compagnie générale ne se contente pas de donner des primes pour l'application de ses moyens, elle aide les compagnies secondaires de ses capitaux et de son influence. — Si cette compagnie n'avait obtenu la propriété des matières, toute amélioration à l'état des choses eût été, comme on le pense bien, impossible.....

Signé GAULTIER DE CLAUBRY. »

d'action, un mode uniforme de travail aussi complet que possible. Voici le but qu'elle se propose :

« Convertir, dans le temps le plus court, à l'abri des influences atmosphériques, les matières fécales en un produit pulvérulent et inodore; transformer en sels fixes les principes volatils qui en font la richesse. »

On conçoit que la solution du problème que s'est proposé la Société intéresse à la fois la prospérité agricole et la salubrité des villes, puisque, en fixant les gaz qui se dégagent des matières, on désinfecte nécessairement les fosses et l'on enrichit d'autant les engrais.

Les opérations que pratique la Société générale des engrais présentent un ensemble complet qui comprend :

1° La désinfection préalable des matières renfermées dans les fosses d'aisances;

2° Leur extraction par des procédés perfectionnés ;

3° Enfin leur conversion en engrais solides, inodores et d'une grande énergie fertilisante.

Nous ne relaterons pas ici les procédés mis en pratique : ils ont été décrits par M. *Dumas* dans son *Traité de chimie appliquée aux arts*, et ils ont été l'objet d'un rapport plein d'intérêt de M *Dupasquier*, rapport fait au nom d'une commission chargée, par M. le maire de Lyon, de la recherche et de l'étude, 1° des meilleurs procédés de curage des fosses d'aisances; 2° des appareils et moyens de désinfection et de vidange de la Société dite *Compagnie Générale des Engrais*.

Sur le rapport de cette commission, M. le maire de Lyon a pris un arrêté qui a été affiché dans la ville de Lyon, où il reçoit son exécution (1).

Le comité, frappé de l'importance et de l'utilité des travaux de la compagnie générale des engrais a pensé qu'il était de son devoir de constater, par des délégués pris dans son sein, l'état de deux exploitations parmi les vingt-deux mises en activité par ses soins.

L'un de nous a pu vérifier, à Tours, celle sous la direction de M. *Valin*.

Les renseignements qu'il a recueillis ont com-

---

(1) CURAGE DES FOSSES D'AISANCES.
Arrêté de police.

Nous, maire de la ville de Lyon,

Vu les lois des 14 décembre 1789 (art. 50), 16-24 août 1790, 18 juillet 1837, et l'art. 471 du code pénal;

Vu notre arrêté de police du 27 août 1845, relatif au curage des fosses d'aisances de la ville de Lyon;

Vu le rapport qui nous a été transmis par la commission désignée par nous, à l'effet de rechercher et étudier les meilleurs procédés de curage des fosses d'aisances;

Considérant que la désinfection préalable des matières renfermées dans les fosses d'aisances peut être opérée d'une manière complète par l'emploi de moyens faciles et peu coûteux, et que les expériences auxquelles la commission spéciale précitée a assisté, ne laissent aucune incertitude à cet égard;

Considérant que, si l'emploi de moyens non désinfectants pour opérer, dans les villes, le curage des fosses d'aisances entraine toujours après lui de graves inconvénients, ces inconvénients sont plus graves encore pour une grande cité essentiellement manufacturière où la population est agglomérée;

Considérant qu'il est du devoir de l'administration de faire jouir la ville de Lyon des avantages résultant de l'emploi de procédés inodores,

Avons arrêté :

Article premier. — A partir du 1er décembre prochain, tout entre-

plètement dissipés quelques doutes que l'on avait fait naître sur l'établissement de Tours. Le délégué du comité s'est assuré, d'après l'inspection des livres, que, dans la campagne dernière, cette exploitation a livré à la consommation plus de 4,000 kil. d'engrais, quoique la fabrique n'eût pas encore pris tous ses développements. Un autre membre du comité, dans l'examen de l'établissement modèle de Lyon, a vu avec satisfaction que la solution des problèmes avait fait un pas immense et qu'il était à désirer que Paris, qui, sous le rapport de la vidange, est encore dans l'enfance,

---

preneur de curage de fosses d'aisances, avant de procéder à l'extraction des matières contenues dans une fosse, sera tenu d'en opérer la désinfection préalable et de la continuer jusqu'à la fin du curage, de manière à ce que les habitants, même les plus voisins, ne puissent être incommodés par la moindre odeur ammoniacale ou hydro-sulfurée.

Art. 2. — Le curage sera pratiqué, à l'avenir, pendant le jour, en toute saison; il ne pourra être fait qu'en employant des tonneaux d'une capacité de 15 *hectolitres au moins*.

S'il se présentait quelques cas exceptionnels de nature à exiger que l'opération du curage fût faite pendant la nuit, une autorisation spéciale devra être obtenue de l'administration municipale.

Art. 3. — Le curage de chaque fosse d'aisances devra être complet, c'est-à-dire qu'après avoir extrait les matières, soit liquides, soit pâteuses ou solides, l'entrepreneur sera tenu d'enlever entièrement, à la pelle, les fragments de terre, les morceaux de poterie, les débris et objets solides de toute nature qui pourraient s'être accumulés dans la fosse.

Art. 4. — Les arrêtés de police existants continueront à recevoir leur plein et entier effet en tout ce qui n'est pas contraire aux dispositions du présent.

Art. 5. — Les contraventions au présent arrêté seront poursuivies conformément aux lois.

Fait à l'Hôtel-de-Ville, Lyon, le 9 octobre 1847.

Le maire de Lyon, membre de la chambre des députés,

TERME.

suivit l'exemple donné dans la seconde ville de France (1).

En s'occupant de la question si importante de la désinfection et de la conversion en engrais actifs des matières fécales, la compagnie n'a pas négligé

---

(1) Nous avons donné plus haut l'arrêté concernant la ville de Lyon : voici celui qui s'applique à la ville de Tours.

EXTRAIT DU REGISTRE DES ARRÊTÉS DE LA MAIRIE DE TOURS.

Aujourd'hui vingt-trois août mil huit cent quarante-sept,

Nous, premier adjoint au maire de la ville de Tours,

Vu les lois des 16-24 août 1790 et du 18 juillet 1837, ainsi que l'article 471 du code pénal :

Considérant qu'il résulte de la combinaison de ces différentes lois qu'il est de notre droit, comme de notre devoir, de réglementer tout ce qui concerne la construction, la réparation et la vidange des fosses d'aisances ;

Qu'en ce qui concerne la construction de ces fosses, nous devons prescrire les mesures nécessaires pour qu'elles ne perdent pas tout ou partie de leurs matières par infiltration, et ne portent pas préjudice aux constructions et aux caves des propriétaires voisins, aux puits et aux fontaines qui alimentent la ville ;

Considérant qu'en ce qui concerne la vidange nous devons, dans un intérêt d'hygiène publique, profiter des découvertes qui ont été faites récemment, et prescrire, avant tout, la désinfection des matières ;

Considérant que, cette désinfection étant opérée, il est d'une bonne police de supprimer le travail de nuit pour l'extraction et l'enlèvement des matières, attendu que ce travail est de nature à troubler le repos des habitants, et que d'ailleurs il ne peut être convenablement surveillé ;

Considérant, enfin, qu'en obligeant les habitants à faire désinfecter les matières insalubres et délétères, avant de les transporter au dehors, nous ne portons aucune atteinte aux intérêts privés et n'entravons, en quoi que ce soit, la liberté de l'industrie,

Avons arrêté :

De la construction et de la réparation des fosses.

Article premier. — A l'avenir, aucune maison ne pourra, dans toute l'étendue de la commune, être construite, reconstruite ou réparée à neuf, sans qu'il y ait obligation, pour le propriétaire, d'y faire établir au moins une fosse d'aisances.

non plus de rechercher les moyens d'employer au profit de l'agriculture et de l'industrie les cadavres des animaux, le sang et les issues des abattoirs, source non moins grande d'infection.

La compagnie a, dans les principales villes,

Art. 2. — Les fosses seront faites de manière à empêcher l'infiltration des liquides dans le sol, et le déversement des matières dans les égouts, dans les puits et dans les canaux de la ville.

L'aérage de la fosse sera suffisant, et la clef ou l'ouverture ménagée pour l'extraction sera facilement abordable et aura 75 centimètres au moins sur 50, afin de permettre que la vidange se fasse sans dangers et sans inconvénients.

Art. 3. — Toute fosse qui devra être comblée ne pourra l'être qu'après avoir été curée et vidée à fond; et, pour déblayer une fosse précédemment comblée, on usera des mêmes précautions que pour la vidange.

Art. 4. — Pour mettre l'administration municipale à même de s'assurer que les prescriptions ci-dessus sont observées, tout propriétaire ou entrepreneur qui voudra faire construire ou réparer à neuf une fosse d'aisances, la combler ou la déblayer, est tenu d'en faire la déclaration préalable au bureau de la voirie, et devra se conformer, pour ces différents travaux, aux instructions qui lui seront données par l'architecte de la ville.

De la vidange des fosses.

Art. 5. — A l'avenir, nul ne pourra vidanger une fosse d'aisances sans en avoir préalablement fait la déclaration au bureau de police.

La déclaration indiquera le jour où le travail devra commencer.

Art. 6. — Préalablement à toute opération, il devra être procédé à la désinfection complète des matières contenues dans les fosses d'aisances.

Art. 7. — En conséquence, tout individu qui voudra exercer, à Tours, la profession d'entrepreneur de vidanges devra justifier :

1° Qu'il possède les moyens de faire la vidange par les procédés inodores ;

2° Qu'il a à sa disposition un matériel composé au moins de cinquante tonneaux de la contenance de 1 à 2 hectolitres, lesdits tonneaux cerclés de six cercles de fer, avec porte sur un des fonds, fermant hermétiquement et armée de bandes, de pitons et de crochets en fer; de deux chariots fermés sur les quatre côtés ; d'une pompe à double soufflet; de tuyaux en cuivre et en cuir, en longueur suffisante pour conduire les liquides des fosses aux tonneaux sans hotte ni transbordement; de deux grandes tonnes pour le transport des liquides, lesquelles tonnes,

des établissements où ses procédés sont mis en pratique; partout la désinfection est si complète, que les conseils de salubrité ont proposé d'autoriser les vidanges en plein jour.

On voit, d'après ce qui vient d'être dit, que les

de la contenance de 1.500 à 2.000 litres, seront montées sur chariot, cerclées en fer, avec bonde à vis en cuivre et avec raccords pour les tuyaux de la pompe, de manière qu'il n'y ait ni perte ni fuite; lesdites tonnes devant enfin être garnies d'un désinfecteur pour absorber les miasmes qui pourraient se dégager encore après la première désinfection; enfin, de tous les ustensiles nécessaires pour assurer la désinfection, la célérité et la propreté du travail.

Art. 8. — Pour toutes les opérations relatives à la désinfection et à la vidange, il est accordé cinq heures par fosse de 8 mètres cubes, et trente minutes par chaque mètre cube en sus de cette quantité.

Le délai courra du moment où l'écoutille servant à la vidange aura été ouverte, jusqu'à celui où la visite de la fosse pourra être faite après l'enlèvement du dernier tonneau, et après le curage et le lavage à fond de la fosse.

Art. 9. — Les vidangeurs ou leurs agents sont tenus, avant de se retirer, de laver à grande eau les cours et les autres emplacements des maisons où ils auront fait la vidange.

Ils fourniront, à cet effet, des seaux propres qui ne serviront qu'à cet usage.

Art. 10. — Toutes les matières, après leur extraction, devront être portées dans un dépôt régulièrement autorisé.

Art. 11. — A l'avenir, la vidange des fosses d'aisances, le transport des matières devront, à moins d'une autorisation spéciale, s'opérer pendant le jour.

Art. 12. — Lorsqu'il y aura lieu de croire que la vidange, en raison de la situation ou de la construction particulière d'une fosse d'aisances, ne peut être faite avec les appareils perfectionnés, l'autorisation de la vider suivant les anciens systèmes devra préalablement être obtenue de l'administration municipale, qui fera vérifier les lieux.

Dans tous les cas, il sera fait, avant tout, emploi des moyens désinfectants.

Art. 13. — L'entrepreneur est tenu, même pour le lavage de la fosse, après vidange, de ne laisser descendre aucun ouvrier sans qu'il soit muni d'un bridage dont l'extrémité sera tenue au dehors par un autre ouvrier, et il est défendu à tout ouvrier de se refuser à ce que ces précautions soient prises.

travaux de la Compagnie Générale des Engrais sont bien dignes de la sollicitude de la Société d'encouragement.

En donnant à cette compagnie un témoignage distingué du haut intérêt qu'elle attache à ses

---

Art. 14. — Dans le cas de travail de nuit, les voitures employées au transport des matières fécales devront être munies, sur le devant, d'une lanterne allumée, et porter une plaque indiquant l'objet de l'entreprise.

Il sera placé, en outre, une lanterne en saillie sur la voie publique, à la porte de la maison où devra s'opérer la vidange, et ce préalablement à tout travail et au dépôt des voitures, des machines et des tonneaux sur la voie publique.

Art. 15. — La vidange d'une fosse d'aisances, une fois commencée, devra être continuée sans interruption jusqu'à l'achèvement du travail.

Art. 16. — Défense est faite à tous ouvriers vidangeurs ou charretiers :

1° D'entrer chez les habitants de la maison où ils travaillent et de celles voisines pour y demander de l'eau-de-vie, de la chandelle ou tous autres objets ;

2° De salir avec de la matière les portes, les murs ou l'escalier ;

3° De tirer de l'eau d'un puits avec des seaux ou avec tous autres vaisseaux servant à la vidange ;

4° De laisser couler dans les ruisseaux de l'eau provenant des fosses ;

5° De s'arrêter en chemin à la porte d'un cabaret ou d'un marchand de vin ou d'eau-de-vie, enfin de se détourner du chemin du dépôt pour quelque cause que ce soit.

Art. 17. — Lorsque l'ouverture d'une fosse d'aisances aura un motif autre que celui de la vidange, l'entrepreneur, dans la déclaration préalable, qui doit toujours avoir lieu au bureau de police, donnera avis du motif déterminant.

Art 18. — Les propriétaires ou les locataires sont tenus de donner à l'entrepreneur ou à ses ouvriers toute facilité pour le dégorgement des tuyaux et pour l'introduction de l'air dans la fosse pendant la vidange.

Art. 19. — Le chef ouvrier ou l'entrepreneur présent à la vidange, devra toujours être muni d'un flacon de chlorure de chaux, pour en faire usage, au besoin, s'il y avait danger d'asphyxie.

Si, malgré ces précautions et toutes les autres prescrites dans le présent arrêté, un ouvrier était frappé d'asphyxie, la vidange de la fosse serait suspendue immédiatement, et les travaux ne pourraient être re-

nombreuses applications et en faisant participer à ses récompenses les gérants des établissements qu'elle a fondés, la Société d'encouragement aura contribué à démontrer que la propagation de procédés plus rationnels pour l'exploitation des vidanges et le traitement des matières, doit, dans l'intérêt bien entendu de notre agriculture et de l'hygiène publique, recevoir, dans une foule de villes, et surtout à Paris, d'importantes et utiles modifications.

. . . .

. . . .

---

pris qu'après que de nouvelles précautions, ordonnées par l'autorité, auraient été remplies en présence d'un de ses délégués.

Art. 20. — Il est enjoint à tous vidangeurs ou à leurs agents, dans le cas où ils trouveraient dans les fosses d'aisances de l'argenterie, des bijoux ou tout autre objet analogue, d'en faire la déclaration au même instant au commissaire de police, et de les rendre fidèlement sans en retenir aucun.

Il leur est également enjoint, s'ils trouvaient quelques ossements ou parties du corps humain dans lesdites fosses, des indices d'un crime ou d'un délit, d'en donner avis sur-le-champ, et avant de les enlever, au commissaire de police de l'arrondissement.

Art. 21. — Un délégué spécial de la mairie visitera au moins deux fois par an le matériel des entrepreneurs, pour s'assurer qu'il est toujours en état.

Art. 22. — Les entrepreneurs sont responsables des faits de leurs agents ou de leurs ouvriers, conformément à l'article 1384 du code civil.

Art. 23. — Toutes les dispositions du présent arrêté concernant la désinfection et le transport des matières fécales sont applicables aux eaux goudronneuses, résidu de la fabrication du gaz.

Art. 24. — Le présent arrêté, après que les formalités prescrites par l'article 11 de la loi du 18 juillet 1837 auront été remplies, sera imprimé, publié, affiché et mis en vigueur.

Art. 25. — MM. les commissaires de police et leurs agents sont spécialement chargé de son exécution.

Pour le maire de la ville de Tours absent :

Le premier adjoint, Signé GUIONNIÈRE.

Conclusions.

Il résulte des documents que nous venons d'énumérer, que ces documents peuvent être ainsi classés :

1° *Moyens de désinfection et conversion en engrais.*

Concurrents : MM. *Krafft* et *Sucquet* (1),
Marchal,
Siret,
Salmon,
Seiler,
Raphanel et *Ledoyen*,
Gagnage et *Regnault*,
Pagnon-Vuatrin,
Coutaret,
La société des *engrais gradués*.
La société générale des engrais.

2° *Moyens de séparation des solides et des liquides dans la fosse même, et désinfection.*

Concurrents : MM. *Mazé*,
Houssard,
Huguin,
Latour-Arlet,
Sanson,
Legras,
Bayard,
Boitel.

---

(1) Nous avons désigné les concurrents d'après l'ordre de leur inscription au concours.

3° *Moyens de séparation des solides des liquides avant l'introduction dans les fosses.*

Concurrents : MM. *Bélicard* et *Chesneaux*,
Gallet,
Ringard,
Godard,
Hély,
Descheneaux.
Bourg,
François.

4° *Mode particulier du curage des fosses sans séparation des solides et des liquides.*

La Compagnie Générale des Engrais.

La Société voit, par les développements dans lesquels nous venons d'entrer, que les prévisions émises dans le rapport sur le concours de 1844 se sont réalisées; d'importants établissements fonctionnent déjà dans les départements, et nous avons la conviction que la ville de Paris est appelée sous peu à donner satisfaction aux nombreux intéressés qui réclament un mode de vidange et de fabrication d'engrais mieux approprié et en rapport avec les progrès de la science et les prescriptions de l'hygiène publique.

Les questions posées dans vos programmes doivent être regardées comme ayant reçu une solution satisfaisante, non par un seul concurrent, mais par l'ensemble des travaux entrepris par plusieurs d'entre eux, et même en dehors du concours.

La Société demeure, aujourd'hui, désintéressée dans les questions, objet de ce concours, et, en retirant ces prix de vos programmes, le comité va au devant de votre justice, en vous proposant de récompenser des efforts, des travaux, enfin des applications d'un intérêt général (1).

Le conseil vous propose de décerner, pour la première question posée par les programmes;

1° A la compagnie générale des engrais, fondée par M. *Baronnet*, une médaille d'or de 3,000 fr.;

2° A la compagnie des engrais gradués du domaine de la Verge, une médaille de platine de 1,000 fr.;

3° Aux gérants de la compagnie générale des engrais dont les noms suivent, savoir :

Pour la division de Lyon, à M. *Léon Vallée;*

Pour la division de l'Ouest, à M. *Henri Valin;*

Pour celle de Marseille, à M. *Calvo;*

Pour celle du Cher, de l'Indre et de l'Allier, à M. *Rabier*, des médailles d'argent;

4° Aux concessionnaires de la compagnie générale des engrais, pour les villes de Poitiers, Nevers, Niort, Besançon, Rochefort, Bordeaux, Orléans, Nantes, Montauban, Limoges, Metz, Amiens, Troyes, Rouen et Toulouse, des mentions honorables (2);

5° A M. *A. de Granier*, gérant de la compagnie des engrais gradués, une médaille d'argent;

---

(1) La Société d'encouragement recevra toujours avec empressement les communications qui lui seraient adressées et qui seraient relatives à de nouveaux procédés, et particulièrement à l'utilisation des matières fécales et des urines.

(2) MM. *Montet* et *Huguet*, *Farinet*, *Largeau*, *Hallard*, *Aresne*, *Lecoudreux*, *Blot*, *Dubois-Ludières*, *de Lancosme-Brèves* et *Fombelle*, *Watrin*, *Lenormand*, *Thierry*, *Martigny*.

6° A MM. *Krafft* et *Sucquet*, une médaille de platine;

7° A M. *Houssard*, une médaille d'argent et 300 francs;

8° A M. *Coutaret*, une médaille d'argent et 200 francs;

9° A M. le docteur *Bayard*, une médaille d'argent;

10° A M. *Siret*, une médaille d'argent;

11° A M. *Pagnon-Vuatrin*, une médaille de bronze.

Sur la deuxième question du programme, le comité propose de décerner :

1° A M. *Gallet*, du Havre, une médaille d'or de la valeur de 1,000 fr.;

2° A MM. *Bélicard* et *Chesneaux*, une médaille d'argent et 500 fr.;

3° A M. *Legras*, une médaille d'argent et 200 fr.;

4° A M. *Latour-Arlet*, une médaille d'argent;

5° A MM. *Hély*, *Mazé*, *Godard*, *Descheneaux* et *Ringard*, chacun une médaille de bronze.

Le comité propose de retirer ces sujets de prix du concours.

Le comité propose, en outre, de renvoyer à la commission du *Bulletin* les documents adressés pour ces concours, afin d'examiner quels sont ceux qu'il serait utile d'insérer dans le recueil des travaux de la Société.

Signé Chevallier, rapporteur.

www.ingramcontent.com/pod-product-compliance
Ingram Content Group UK Ltd.
Pitfield, Milton Keynes, MK11 3LW, UK
UKHW020218180726
13838UKWH00005B/2064